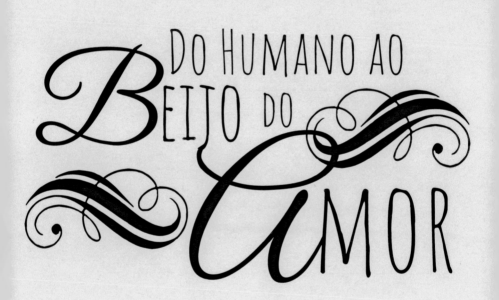

Editora Appris Ltda.
1.ª Edição - Copyright© 2024 do autor
Direitos de Edição Reservados à Editora Appris Ltda.

Nenhuma parte desta obra poderá ser utilizada indevidamente, sem estar de acordo com a Lei nº 9.610/98. Se incorreções forem encontradas, serão de exclusiva responsabilidade de seus organizadores. Foi realizado o Depósito Legal na Fundação Biblioteca Nacional, de acordo com as Leis nºs 10.994, de 14/12/2004, e 12.192, de 14/01/2010.

Catalogação na Fonte
Elaborado por: Dayanne Leal Souza
Bibliotecária CRB 9/2162

G342h
2024
	Geo o amante do amor
	    Do humano ao beijo do amor / Geo o amante do amor. – 1. ed. – Curitiba: Appris, 2024.
	    35 p. : il. ; 21 cm.
	
	    Inclui referências.
	    Nome do autor: Geovane da Silva Pereira.
	    ISBN 978-65-250-6221-1
	
	    1. Amor. 2. Beijo. 3. Dádiva. 4. Ternura. I. Geo o amante do amor. II. Título.
	
	    CDD – 152.41

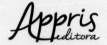

Editora e Livraria Appris Ltda.
Av. Manoel Ribas, 2265 – Mercês
Curitiba/PR – CEP: 80810-002
Tel. (41) 3156 - 4731
www.editoraappris.com.br

Printed in Brazil
Impresso no Brasil

Geo o amante do amor

Do Humano ao Beijo do Amor

Appris Editora

Curitiba, PR

2024

FICHA TÉCNICA

EDITORIAL	Augusto Coelho
	Sara C. de Andrade Coelho
COMITÊ EDITORIAL	Ana El Achkar (UNIVERSO/RJ)
	Andréa Barbosa Gouveia (UFPR)
	Conrado Moreira Mendes (PUC-MG)
	Eliete Correia dos Santos (UEPB)
	Fabiano Santos (UERJ/IESP)
	Francinete Fernandes de Sousa (UEPB)
	Francisco Carlos Duarte (PUCPR)
	Francisco de Assis (Fiam-Faam, SP, Brasil)
	Jacques de Lima Ferreira (UP)
	Juliana Reichert Assunção Tonelli (UEL)
	Maria Aparecida Barbosa (USP)
	Maria Helena Zamora (PUC-Rio)
	Maria Margarida de Andrade (Umack)
	Marilda Aparecida Behrens (PUCPR)
	Marli Caetano
	Roque Ismael da Costa Güllich (UFFS)
	Toni Reis (UFPR)
	Valdomiro de Oliveira (UFPR)
	Valério Brusamolin (IFPR)
SUPERVISOR DA PRODUÇÃO	Renata Cristina Lopes Miccelli
PRODUÇÃO EDITORIAL	Bruna Holmen
REVISÃO	Monalisa Morais Gobetti
DIAGRAMAÇÃO	Amélia Lopes
CAPA	Lucielli Trevizan
REVISÃO DE PROVA	Jibril Keddeh

Prefácio

Quem saberia descrever o Beijo do Amor?

Este diálogo traz em seu enredo um roteiro apaixonante e muito delicado, relatando as nuances do amor em sua essência.

Neste livro, o Amante do amor retrata este sublime sentimento de forma singela e bela, trazendo em sua trama a entrega plena e singular dos amantes que têm o amor como o mais nobre e sublime dos sentimentos.

O amor nos é apresentado como um encontro de almas que visam apenas viver este momento sem despedidas, aproveitando o mistério que se passa nos corações dos enamorados, como uma busca desenfreada pela felicidade plena.

De forma muito delicada, como uma flor a ser colhida em um jardim, somos convidados a vivenciar um encontro de amor em um cenário repleto de magia e encantamento.

Amor e Luz.

Juliana Matos

Professora por vocação há 22 anos, graduada em Letras Vernáculas e Pedagogia e pós-graduada em Coordenação Pedagógica

Sumário

INTRODUÇÃO..9

PRIMEIRA PARTE

O ENCONTRO COM O AMOR..14
O CAMINHO DO AMOR..16
O DIÁLOGO DO AMOR..17
A LINGUAGEM DO AMOR..18

SEGUNDA PARTE

O DESTINO DO AMOR...22
O SER AMOR..23
A FELICIDADE DO AMOR..24
A MORADA DO AMOR..25
AMAR É SER FELIZ..27
A ENERGIA DO AMOR..28
O AMOR..29

O OLHAR DO AMOR 31

REFERÊNCIAS..35

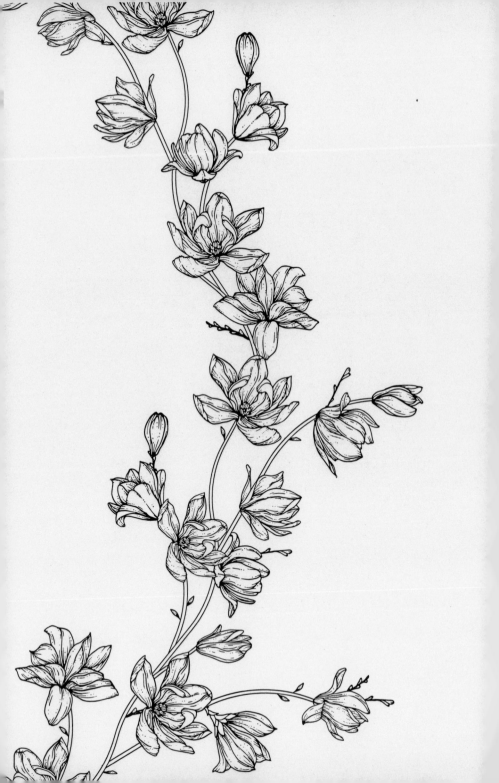

Introdução

O mistério do amor sempre foi e sempre será o grande enigma da humanidade, mas o coração humano traz em sua essência o amor, deseja ver o verdadeiro amor e somente nele encontra a mansidão.

O tema do amor aqui apresentado em linguagem simbólica torna-se o fio condutor de todo o sentimento autêntico de uma pessoa para com a outra. Amor que se manifesta e se realiza na relação de união ou de comunhão entre duas pessoas. Essa relação se estabelece pela emoção, numa relação mais personalizada — individualmente falando — com a alma. Mas o amor aqui tem uma origem muito concreta, e nesse sentido apresentamos um fragmento que nos mostra essa realidade. A emoção e a razão são o motivo do reordenamento do amor humano, nessa ótica é possível uma transformação gradual do amor humano, carnal, em um amor gradual de corpo e alma. Amar um ao outro é uma resposta a esse amor que carregamos dentro do nosso coração, é assim que sentimos quando estamos ao lado de alguém que queremos bem. Amor que deve ser entendido nas expressões do cultivo da relação com a pessoa amada.

O amor conforme as manifestações humanas e naturais é um ponto de partida para o crescimento no mesmo e consiste em conformar a nossa vontade com a vontade do bem, por meio de alguém. Isso requer uma predisposição de acolhida do sentimento do amor e reordenar a nossa forma de amar, onde está a possibilidade para o crescimento e a purificação do amor humano conforme o amor esponsal. Tal predisposição nos conduz ao desprendimento e nos permite acolher aquela pessoa que se manifesta a nós e nos ilumina na compreensão dos mistérios do amor. Essa evolução consiste na busca da comunhão para com o outro, no aperfeiçoamento do afeto, no cultivo do amor Eros presente em nós, através do qual podemos praticar as virtudes, sermos fiéis um ao outro e, neste mesmo amor, edificarmos a nossas vidas.

Isso constitui um processo de amadurecimento. Assim, o amor carnal realiza o dinamismo do Eros neste processo de crescimento ascendente até a comunhão com o outro, no verdadeiro amor humano — agora vivenciado —, a partir do qual a pessoa ama através do outro e, nesse mesmo envolvimento de amor, amemos cada vez mais.

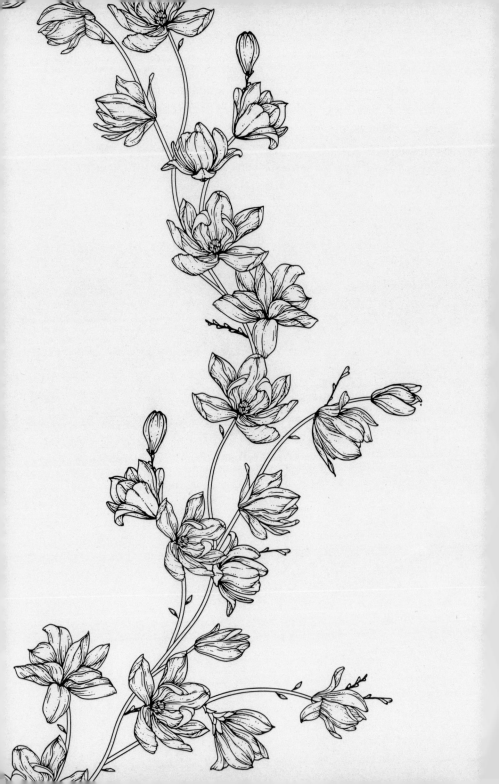

Primeira parte

O encontro com o amor

Cada momento na vida da gente é um acontecimento único, que jamais se repete. De cada encontro na vida da gente, fica algo para sempre marcado, pois um encontro de amor deixa a dor da saudade gravada no peito. É um mistério o que se passa no coração de uma pessoa; no mesmo tempo que sente a dor da saudade, sente saudade do amado.

Em meio a tantos pensamentos, sentimentos em alta noite me levaram a um passeio no jardim, em meio ao silencio tão eloquente. Eu só queria sentir a brisa suave da noite em meu rosto e sentir sua presença no meio das rosas do jardim.

Quando o dia raiou tão claro, com o brilho radiante do astro--rei, me levantei, coloquei um largo sorriso no rosto e saudei o novo dia que me convidava para mais uma jornada. Pisava sobre a grama macia do jardim, então me veio uma pergunta à mente: por que o amor causa saudade? Era uma pergunta para a qual eu não tinha a resposta.

Sentei debaixo de um ipê amarelo, fiquei a meditar e quando levantei meus olhos, avistei uma bela flor que se destacava das demais no jardim, aquela flor me chamou a atenção, pensei nas ilusões de minha vida, vislumbrei o brilho mágico do amor. Naquele instante, tudo começou a iluminar, a brilhar uma esperança, esperança do amor.

Aquela flor era tão pequena, mas tinha uma exuberante beleza que me envolvia. Tinha pétalas cor-de-rosa que se abriam formando um belo círculo, como que uma boca pronta para dar um beijo de amor. Em suas pétalas brilhavam as gotinhas do orvalho cristalino da noite, refletido pelos raios do sol. Era uma formosa flor. Ela como que sorria para mim. Cheio de temor, me aproximei para tocá-la.

E quando me aproximei, senti um suave cheiro de amor. Ouvi um murmúrio de uma voz meiga e suave a me perguntar:

— Tu gostas de mim?

— Sim — respondi-lhe. — Gosto muitíssimo de flores.

— Não me toques! Apenas contemple-me com teu olhar e com teu prazer.

— Mas por quê?

— Porque podes machucar-me com tuas mãos, e tirar-me a beleza. Tenho uma coisa para falar-te.

— Que coisa?

— Na vida há muitos encantos e desencantos, é preciso saber escolher para sobreviver.

O silêncio tomou o meu ser, fiquei a refletir naquelas palavras da Flor do amor.

Tudo era tão maravilhoso entre nós, existia uma sintonia que nos levava a sonhos juntos, uma vida cheia de cores. Uma flor que falava, que tinha coisas para falar. Olhei para ela, seus lábios que sorriam para mim e seus lindos olhos fixos em mim com tanta meiguice, numa ternura irresistível! E eu, já em um profundo sono, despertei ao ouvir sua voz.

— O que vês em mim, para me olhar com tanto desejo?

— Hum... Contemplo a tua beleza, vejo a cor do arco-íris no brilho de teu olhar, vejo tudo o que é belo, maravilhoso, sublime e nobre. Olhando para ti, sinto as minhas entranhas tremerem de desejos, de vontade de abraçar-te, bem apertado, suspirar profundamente e sentir teu coração bater forte em meu peito.

O caminho do amor

Ouvia em silêncio as coisas que a Flor do amor me dizia, quando de repente ela me despertou dizendo:

— Veja! Que lindo céu! Ele nos está a olhar. O céu nos revela que tudo na vida tem um curso a correr, como as águas de um rio que correm para o mar. A mente dos homens é como um beija-flor, que está sempre agitado em seus pensamentos, ora aqui, ora acolá. O amor é uma dádiva, é dom, é doar-se. Mesmo doando tudo, o amor sempre encontra alguma coisa para dar. Há sempre generosidade no amor; dá sem cessar e sempre tem para oferecer. A ternura da dádiva é tão grande que há capacidade de amar. Então é preciso amar para saber a doçura de amar, pois é amando que se é amado. O amor está em toda a parte no mesmo momento, ao seu redor e dentro de você! Mas uma pessoa estará desamparada sem amor, pois o amor sempre estará dentro do seu coração, assim, não permita que o rancor te perturbe. Deve procurar sempre estar calmo, para que possas sentir a voz do amor dentro de ti. Portanto, você poderá estar firme para suportar e superar qualquer situação que aparecer em sua vida, e assim saberá experimentar o verdadeiro sentimento que existe dentro de ti.

O diálogo do amor

O diálogo é o intercâmbio de pessoas, é troca de pensamentos, sentimentos, é entrelaçamento de corações, é encontro de pessoas realizado no clímax de harmonia e amor.

Há muitos encontros e poucos diálogos, pois o homem fala, mas não se entende. Todos falam, cada um diz seu ponto de vista, cada qual expõe sua ideia, todos acham que estão com a verdade, e não querem nem saber o que o outro pensa; cada um fala, mas o outro nem se interessa em escutar. É por isso que muitos amores nunca se entendem. Por falta de amor. E onde não há amor, não pode haver diálogo.

— Mas a juventude não dialoga mais? — perguntei-lhe.

— Sim, alguns poucos. Porque a maioria apenas fala. Um fala e o outro finge que escuta. Falta importância na comunicação dos jovens de hoje. E, em cada encontro, há dois aspectos: as ideias que cada um expressa e ninguém dá o devido valor, e a verdade que ninguém reconhece.

A linguagem do amor

— Afinal, dize-me, ó, flor do amor, se já encontraste na vida alguém que te entendesse.

— Ah, meu caro, encontrei muitas crianças de mentes abertas que entenderam a minha mensagem de amor. Para entender-me, é preciso ter um coração inocente, ardente de amor, e uma alma eloquente de suavidade, de bondade e de ternura. Como se fosse um eterno dia de sol de verão. Porque a beleza da vida não se vê com os olhos, mas se sente com o coração cheio de amor e com a alma cheia de ternura. Aqueles que me buscam conhecer, deixo-me conhecer com a minha delicadeza e a macieza de minha suavidade. Assim como o ar, estou em todos os lugares. Onde há uma pessoa de coração apaixonado, sou eu que torno a sua vida harmoniosa e alegre com o seu bem-amado. O importante não é o ambiente que nos cerca. O importante são os pensamentos e os sentimentos que cultivamos todos os dias, os laços afetivos que buscamos para a nossa vida. Nosso amor está onde nos encontramos.

— Sei é preciso crescer, ser luz e exemplo de bondade no ambiente em que vivemos. Ter no rosto o brilho de um sorriso radiante e envolvente que contagie a todos ao redor, como uma criança inocente que transmite o brilho no olhar.

— É, meu jovem, tudo seria bem melhor se cada um cultivasse em seu coração o amor. O coração que tem amor, é um jardim de terra fértil, onde crescem todas as virtudes. Cada gesto de amor que brota do coração é uma nova virtude que se manifesta. A pessoa feliz tem o amor como um tesouro a cuidar.

DO HUMANO AO BEIJO DO AMOR

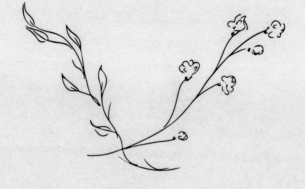

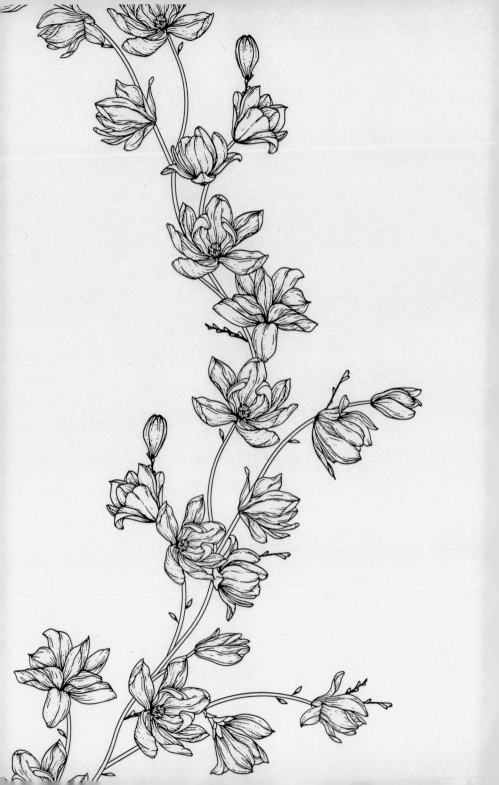

Segunda parte

O destino do amor

Num dia lindo de sol, voltei de novo ao jardim do amor para fazer uma pergunta à flor do amor.

— Quanto tempo tem que tu existes?

— Meu caro jovem, sou bem mais velha do que o ser humano. Nasci antes do ser humano, para que quando ele nascesse, pudesse encontrar o verdadeiro sentido da vida.

— Vejo que continuas sendo sempre a mesma.

— Sim, nasci para que todo homem possa ter um coração cheio de esperança, de alegria, de paz, de temor e de inocência... Estou presente no nascer de cada criança, de cada bom encontro entre duas pessoas ou mais. Estou presente nos olhares inocentes, uno as pessoas, realizo os romances, os casamentos, as festas natalinas e de bodas. Sou eu que estou ao lado do homem desde o seu nascer e em todos os seus momentos, vinte quatro horas por dia. Sou a amiga inseparável do homem. Tudo na vida do homem eu conheço. Por isso, sou testemunha de tudo o que acontece aqui na Terra, estava presente no jardim do Éden junto ao primeiro casal. Assim não há segredo entre nós.

O ser amor

O amor é o símbolo da vida, da beleza, da harmonia, da felicidade... Toda vida nasce do amor. O amor nunca morre, porque ele é eterno.

Todo encontro verdadeiro é fruto do amor, por isso permanece para sempre, nada pode impedi-lo. A cada dia, cresce o amor mútuo, a confiança, a felicidade plena, a autorrealização.

A felicidade, fruto do amor, é um dom consciente, é algo que precisa ser conquistado e vivenciado a cada instante.

O sentimento mais nobre na vida de uma pessoa é o amor, que desabrocha no pulsar do coração de quem ama.

A felicidade do amor

O amor é como o sorriso de uma criança que brilha como o sol. O sorriso da criança é a mais sincera ternura que brota do seu íntimo e transmite a verdadeira alegria. Onde há amor, há alegria. Pois o amor é a fonte de tudo que é bom, que é nobre.

Quem ama, quer ser amado. É nessa harmonia de dar-se tudo em troca de nada, para que ambos sejam felizes. Amar é uma arte. Saber misturar as alegrias com a doçura mágica do amor faz do homem um grande amante da vida.

— É, meu caro jovem... Tu me escutaste muito bem com tua atenção! Sabe, os sábios sabem ouvir com o coração. Não é fácil saber escutar com o coração. Quando se escuta com atenção, o homem se enriquece e faz os outros ricos com ele. Porque quem semeia com amor, colherá com alegria. A beleza do encontro é o sentimento salutar dos corações que pulam de alegria no peito; cheios de alegria! É algo misterioso que se renova em cada encontro. Tudo decorre para realçar a harmonia de cada encontro. Como seria uma vida sem amor? Seria como uma primavera sem a beleza das flores. Uma terra deserta, um mundo sem luz.

A morada do amor

Em cada coração humano, há uma morada de amor, um lindo habitar cheio de afetos, ternura, gratidão, harmonia, paz e muito carinho. Um coração bondoso faz brotar qualquer tipo de sentimento. Assim como uma planta precisa de água, os homens precisam de amor. Nenhum sentimento de amor é inútil. Cada ato de amor tem sua importância na vida de quem pratica e na vida de quem o recebe, em cada gesto revela-se a maneira íntima do viver de cada um. O perdão é fruto do amor. Um coração repleto de amor está sempre pronto a perdoar, em qualquer situação.

Quando há amor e carinho, a vida fica bem leve, de forma que jamais algo possa vir atrapalhá-la. Porque, com o amor, tudo vem na dosagem certa, e nada substitui o tesouro do amor e a beleza do carinho. Dar com amor e carinho, na justa medida, é saber a importância do amar e ser amado. Nada nesta vida pode substituir o amor e o carinho: eles são vitais na vida dos homens. O carinho é simples! O amor é humilde.

É pelo amor e a amizade que os homens se aproximam uns dos outros, porque somente o amor é capaz de unir as distâncias que existem entre os homens. O amor faz do homem uma criança.

A felicidade não existe por si mesma. Toda felicidade depende de como o homem vive e encara os acontecimentos no dia a dia. Pois é o próprio homem que é o senhorio da felicidade. Não se pode querer sonhar a felicidade como um presente que alguém pode dar, a felicidade é uma conquista de todos os dias. A felicidade só depende de você.

As circunstâncias da vida moderna muito se transformaram, mas as necessidades de um coração apaixonado continuam sendo sempre as mesmas. A presença de seu amado que dá a sua amada amor e carinho, jamais deixará de existir. Está gravado em seu peito para sempre. E reina harmonia nesses lindos corações.

Amar é ser feliz

O amor é uma dádiva, um dom, é generoso. Cada um procura fazer o outro feliz, pois o amor é como um pedacinho do céu na vida de quem ama, tudo fica colorido. Toda união que é fundada no amor é uma dádiva. No mundo há muitas maneiras de amar, mas só há uma maneira certa que é fazer o outro feliz.

A felicidade e o amor presentes numa união são eternos. O carinho e o amor, a paz e a felicidade de um casal ultrapassam gerações, levando uma energia positiva para as futuras gerações. Pois o estado emocional de cada um é fundamental no que diz respeito ao futuro genitor. O aconchego amoroso de um casal é o ninho quente do amor. Porque quando o amor é acolhido, reina a paz e a felicidade e tudo passa a brilhar como o sol de primavera.

O amor vai muito além dos sentimentos, da pessoa. O amor penetra o mais íntimo da pessoa e revela as belezas que há em seu coração. Porque o amor é pureza e inocência ao mesmo tempo, é algo nobre e sublime. O amor é belo como o brilho do sorriso de uma criança.

A energia do amor

O amor é uma força imperiosa, é como a corrente de energia elétrica. Amor que ilumina a mente, amor que ilumina os corações, amor que ilumina a vida. A fonte do amor está em seu Criador, que nos ama primeiro e nos ama mais do que somos capazes de compreender ou imaginar. O seu amor é como uma luz que penetra e ilumina todo o ser. É a luz que ilumina a vida. Somente iluminados pela luz do amor é que somos reordenados no amor, reformados segundo a Sua essência, transformados e conformados nEle.

A relação do amor com o beijo, com o símbolo nupcial, pode ser entendida da seguinte forma: é o desejo do beijo que suscita o relacionamento nupcial, o beijo traz os seus benefícios e fortalece esse relacionamento. Por isso, este produz seus efeitos, fecunda o desejo no coração, o qual deve tornar-se presente na vida e ainda deve ser alimentado com mais fervor.

O amor

A palavra amor é tão rica e tem inúmeras facetas que muitas vezes se prega a ambiguidade. Amor pode ser qualquer desejo de pessoas ou de coisas, a amizade, o erotismo etc. Portanto, amor é o encontro de duas pessoas, abrindo-se para uma unidade afetiva e para viverem tal unidade. O amor é uma das experiências mais profundas e gratificantes da vida que trazem felicidade. É preciso que os encontros das pessoas que se amam sejam livres e não impostos; ele deve brotar do reconhecimento do ser da pessoa, do outro e de sua bondade, que se busca alegre e harmoniosamente.

Por isso, o amor tem duas correntes: o desejo do outro e de seus bens para mim e, ao mesmo tempo, o bem do outro por ele mesmo, acima de qualquer vantagem ou consolo próprio. O amor não diz "eu te amo porque necessito de ti", mas, ao contrário, "eu necessito de ti porque eu te amo". Porque o amor é dinâmico e operativo, é vital.

Amar é como uma caminhada que se dá em um diálogo franco e sincero juntos.

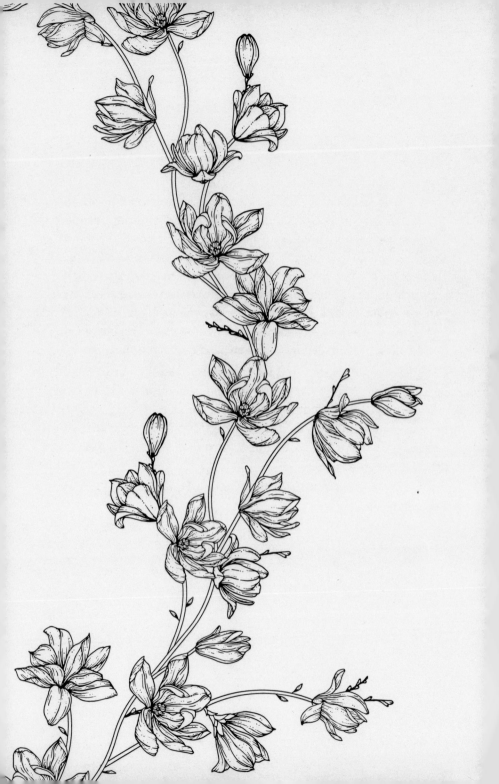

O olhar do amor

Quando eu te vejo e te olho nos olhos, eu vou além do seu olhar. É impossível não me paralisar na sua frente, pois cada vez que te vejo, dá vontade de ficar sorrindo feito uma criança nos braços de sua mãe. Seus olhos são capazes de me fazer sentir a pessoa mais feliz e completa desse imenso universo. Ao olhar em seus olhos, dá uma vontade louca de te abraçar e nunca mais soltar. Quero tanto poder te dar a mão e juntos caminharmos até o infinito. Quero tanto que o seu coração também aprenda a me querer.

Este seu olhar é capaz de deixar o meu olhar viajar em um trajeto sem fim, te buscando por onde quer que vá. Em tão pouco tempo, você conseguiu conquistar a minha admiração e me cativar em uma imensa magia de amor. Seus cabelos me encantam, seu sorriso me fascina e em seus olhos eu me encontro. Paralisado estou e meus olhos não se perdem dos seus. Esse brilho que hoje os meus olhos refletem, é você preenchendo o meu ser.

O seu olhar tão meigo, sincero, brilhante e apaixonante... Assim foi o que aconteceu quando te vi pela primeira vez. Meus olhos não puderam evitar este seu olhar. Morena que chegou e entrou em minha vida, sem avisar. Seu sorriso é apaixonante e me paralisou de forma que me fez perder-me de mim mesmo. Morena, você é o que os meus olhos buscam e assim vão ficar, até quando não mais existirem vidas em nossos corpos.

Existem inúmeras pessoas bonitas, inteligentes e incríveis. Mas nenhuma delas tem um olhar tão belo como o teu, que me permite enxergar. Quando eu te vejo, tudo fica radiante de amor. O que antes era escuro, ao seu lado ganha um brilho especial, a fadiga vai embora, a tristeza passa e tudo fica mais bonito, calmo, suave e aconchegante. Você é a única pessoa que me faz enxergar um mundo diferente, que me permite sentir a segurança nos braços de outro alguém. Não tem como negar que te vejo de um modo especial, afinal, você é quem eu quero, quem eu amo e com quem eu quero ficar para sempre, até o infinito.

Portanto, parece preferível falar de um amor único, que tem sua origem no peito apaixonante de quem ama, que vive a harmonia do amor, que começa a se exercer em relação ao outro e que o leva por fim à alma gêmea que é a raiz de todo amor genuíno e meta de todos os amores humanos. Esse amor é radiante, que envolve todo ser, mas como o sentimento é sempre o que leva mais imediatamente ao mistério oculto, a vivência desse amor deve ser um constante exercício do verdadeiro amor de ambos, através do qual se chega à pura amizade. O próprio amor nos fala sobre ele mesmo, concretamente no amor ao outro. Desse modo, urge evitar uma moral que pratique um amor a si, visto como algo independente e paralelo ao amor ao outro.

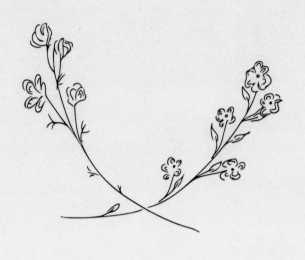

REFERÊNCIAS

FRACASSO, F. A. **O Segredo da flor**. Amar é Fazer Feliz. Rio de Janeiro: Vozes, 1970.

IDÍGORAS, J. L. **Vocabulário teológico para a América Latina**. Tradução de Álvaro Cunha; revisão de Carlos Felicío da Silveira. São Paulo: Paulinas, 1983.